目次

はじめに／この本の見方 ……………………………… 2

第1章　食べる・出す・流れるからだのしくみ

01　うんち ……………………………………………… 6
02　おしっこ ………………………………………… 10
03　おなら …………………………………………… 14
04　口 …………………………………………………… 18
05　歯 …………………………………………………… 22
06　骨 …………………………………………………… 26
07　小腸・大腸 ……………………………………… 30
08　肺 …………………………………………………… 34
09　心臓 ……………………………………………… 38
10　血液 ……………………………………………… 42

第2章　考える・感じるからだのしくみ

11　脳 …………………………………………………… 48
12　神経 ……………………………………………… 52
13　目 …………………………………………………… 56
14　鼻 …………………………………………………… 60
15　耳 …………………………………………………… 64
16　舌 …………………………………………………… 68
17　皮ふ ……………………………………………… 72
18　毛 …………………………………………………… 76
19　汗 …………………………………………………… 80
20　骨 …………………………………………………… 84

第3章　動かす・守るからだのしくみ

21　筋肉 ……………………………………………… 90
22　おしり …………………………………………… 94
23　生殖器 …………………………………………… 98
24　おっぱい ……………………………………… 102
25　なみだ ………………………………………… 106
26　声・のど ……………………………………… 110
27　くしゃみ・あくび …………………………… 114
28　手・足 ………………………………………… 118
29　つめ …………………………………………… 122

おわりに ……………………………………………… 126
参考にした本 ……………………………………… 127

3

食べる・出す・流れる からだのしくみ

01 うんち
食べたものの栄養素が分解されて、うんちになるよ！

P6～9

02 おしっこ
からだにとっていらないものが、おしっこになるよ！

P10～13

03 おなら
空気はからだの中でおならに変わるよ！

P14～17

04 口
だ液やねんまくは菌からからだを守るよ！

P18～21

05 歯
歯は食べたものをかむ役割があるよ！

P22～25

06 胃
胃は口から運ばれてきた食べものを消化するよ！

P26～29

07 小腸・大腸
腸は栄養を吸収し、細菌からからだを守るよ！

P30～33

08 肺
肺は生きるために必要な酸素をとりこむよ！

P34～37

09 心臓
心臓は全身に血液を送る役割をしているよ！

P38～41

10 血液
血液はからだのすみずみまで栄養と酸素を送るよ！

P42～45

第1章ではからだの中に入った栄養素の吸収や、人が生きるために必要な酸素や血液のお話、いらないものをからだの外に出すはたらきについて解説するよ。

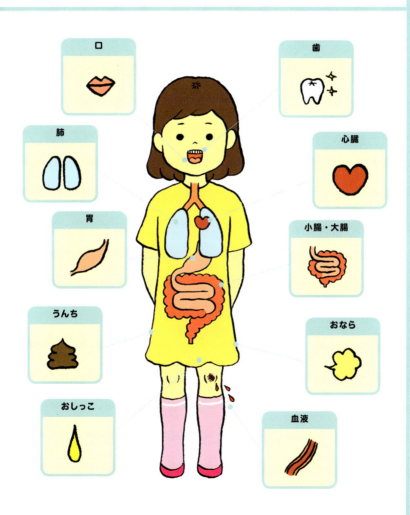

食べる・出す・流れるからだのしくみ

01　うんち

食べたものの栄養素が分解されて、残りがうんちになるよ！

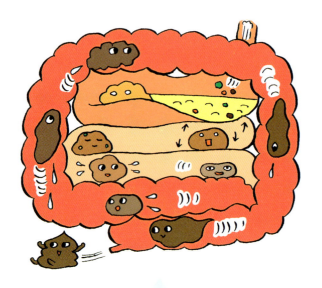

食べたものは胃に入って、
消化されて
ドロドロな状態になり
十二指腸に運ばれるよ。

うんちには、小さな生きものがたくさんいるよ！

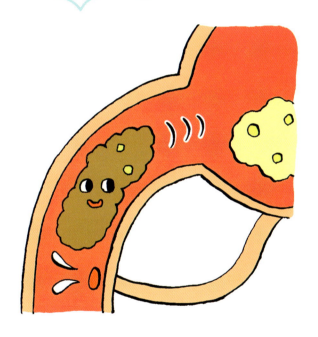

小腸で分解を助けてくれる小さな細菌たちが、そのままうんちに移住するんだ！

食べる・出す・流れるからだのしくみ

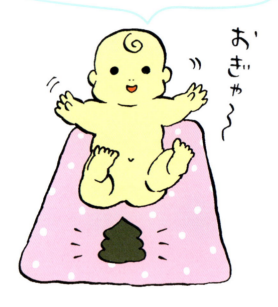

生まれてはじめての うんちは、真っ黒で べとべとしているよ！

これは「たい便」といって、あまりくさくないんだ！

うんちのしくみとミニ知識

▶ きちんと消化吸収できないと、げりになってしまう。

▶ うんちの茶色のもとは「たん汁」という消化液なので、最初から茶色いわけではない。

▶ 朝食後は、小腸と大腸が活発になるので、うんちが出やすい。

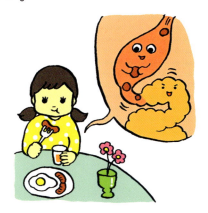

食べる・出す・流れるからだのしくみ

02　おしっこ

からだにとっていらないものが、おしっこになるよ！

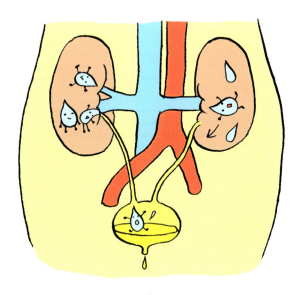

体内のいらないものは、
じん臓でこされたあと
尿道をとおって、
からだの外に出されるんだ。

「糖尿病」の人の
おしっこには
アリが集まってくるよ!!

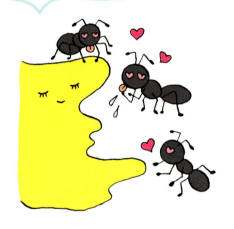

糖尿病とは、食事でとった糖分が
エネルギーとして使えず、
血液に残ってしまう病気のこと。

糖分が含まれた尿は、
アリも引きよせてしまうよ。

食べる・出す・流れるからだのしくみ

女の子は、おしっこを
がまんしにくいと
思われることもあるみたい。

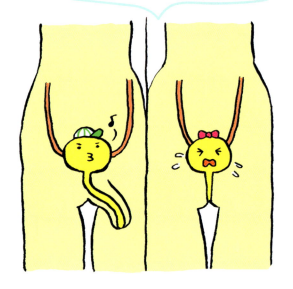

おしっこをがまんするための
筋肉の場所は男の子と同じだから、
実際にはちがいがないよ！

おしっこのしくみとミニ知識

▶ おしっこは1日に約1.5リットルもつくられる。

▶ ぼうこうにためられるのは、おとなで500〜600ミリリットルくらい。

▶ おしっこをがまんするのは、じん臓にムリをさせるため、あまりからだにはよくない。

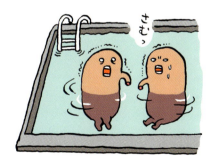

食べる・出す・流れるからだのしくみ

03　おなら

外から入った空気は、からだの中でおならに変わるよ！

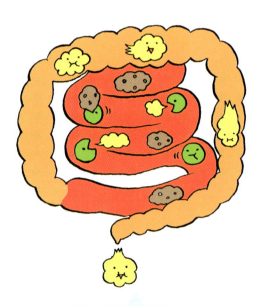

おならの成分の90％は口や鼻から入った空気。そのほとんどは、ものを食べるときに飲みこんでしまった分。

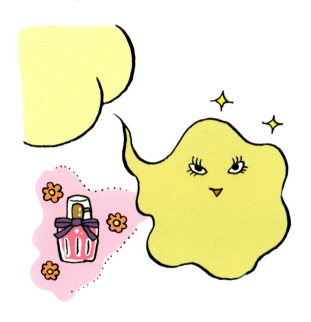

おならは
とても少ない量だと、
オレンジの花のような香りに
感じるよ。

おならに入っている「インドール」
という成分は、香水にも入っているんだ！

食べる・出す・流れるからだのしくみ

肉やハム、チーズ、たまご、牛乳などを食べると、おならはくさくなるよ。

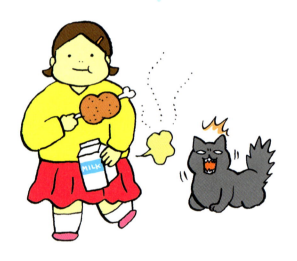

ニンジンやホウレンソウ、キャベツは食べてもおならがくさくなりにくいよ。

おならのしくみとミニ知識

▶ 大腸に運ばれてきた食べもののカスがバラバラにされて、おならのにおいの元をつくる。

▶ おならはがまんすると毛細血管から吸収されて、呼吸といっしょに口や鼻から出ることもある。

▶ おならは燃える。手術中にガスに火がついて爆発したこともある。

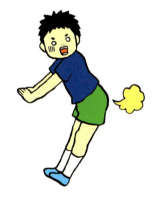

食べる・出す・流れるからだのしくみ

04 口

口の中のだ液やねんまくは、菌からからだを守るはたらきがあるよ！

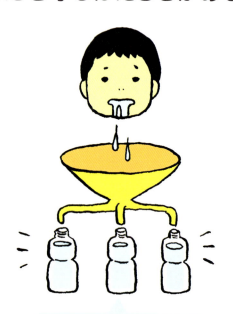

食べものは、口の中で細かくされ、だ液と混ぜられることで消化しやすくなるんだ。

熱いお茶などを飲むときは、
出てきただ液が
ねんまくを守るよ！

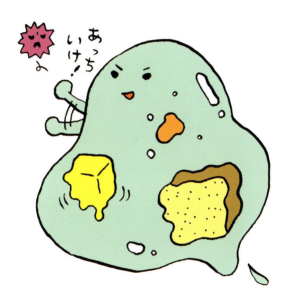

1日に出るだ液の量は、
ペットボトル3本分もあるよ！

食べる・出す・流れるからだのしくみ

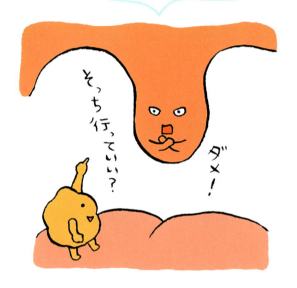

のどちんこは、食べものが鼻のほうに行ってしまうことを防いでくれているよ！

のどにぶらさがっているだけの、のどちんこも、ちゃんと仕事をしているんだ。

口のしくみとミニ知識

▶ くちびるは口の中のねんまくが外に出てきたもので、他の部分の皮ふとくらべて表面がとても薄くなっている。

▶ くちびるの赤色は、血の色が透けて見えている。

▶ くちびるが荒れてしまう主な原因は、かんそうによるもの。

食べる・出す・流れるからだのしくみ

05　歯

歯には、食べたものをすりつぶしたり、かみくだいたりする役割があるよ！

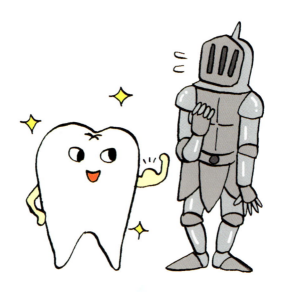

人の歯は鉄より
ずっとかたいよ！
からだの中で
1番かたい場所だよ！

「かみ切る」「切りさく」
「すりつぶす」など、
いろいろな役割の歯があるよ。

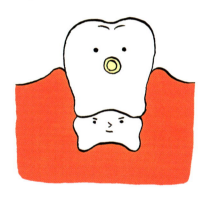

歯には、食べものをかみきる「前歯」。
かたいものを切りさく「犬歯」。
さらに細かくすりつぶす「臼歯」があるよ。

歯はとてもかたいので、歯医者さんが使う
歯をけずる道具は、ダイヤモンドを使っているよ！

食べる・出す・流れるからだのしくみ

歯ぐきも大切にしないと、
病気になって、その下にある骨まで
とける「歯周病」になっちゃうよ。

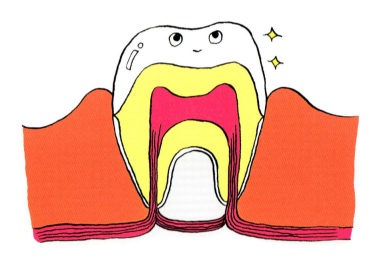

虫歯になった歯は元に
もどすことができないから、
歯も歯ぐきもていねいにみがこう!

歯のしくみとミニ知識

▶ 生まれて6ヵ月ころから、こどもの歯が生え、6歳ころから、おとなの歯が生えてくる。

▶ 食事のたびに歯は少しとける。なくならないのは、だ液がなおしてくれているから。

▶ 歯並びは、親からこどもへの遺伝も少し関係している。

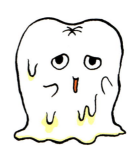

食べる・出す・流れるからだのしくみ

06　胃

胃は、口から運ばれてきた食べものを、消化しているよ！

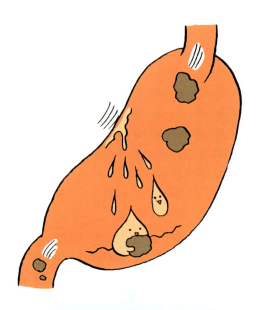

胃は筋肉でできた、ふくろのような臓器だよ。

おなかがへったときになる
「グー」という音は、
からっぽの胃に残った空気が
動く音だよ。

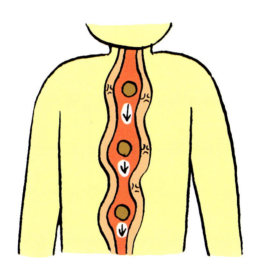

寝ころがっていても、食べものは胃に届くよ！
胃の中に「ピロリ菌」という、
こわい細菌がいたら病気のもとになるよ。

食べる・出す・流れるからだのしくみ

食べ過ぎて胃がふくらむと、
心臓や肺がくるしくなって
しまうよ！

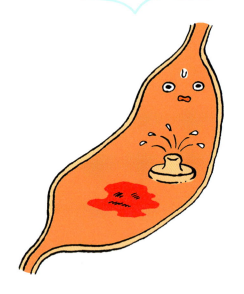

おなかがいっぱいになると、
バスケットボールくらいまで
大きくなるんだ。

胃のしくみとミニ知識

▶ 胃に運ばれた食べものは、数時間かけて消化される。

▶ 胃で消化されたあとは、十二指腸に送られる。

▶ 胃は自分で出した消化液で、自分を溶かしてしまうこともある。

食べる・出す・流れるからだのしくみ

07　小腸・大腸

腸は栄養を吸収したり、
細菌からからだを守ったりするよ！

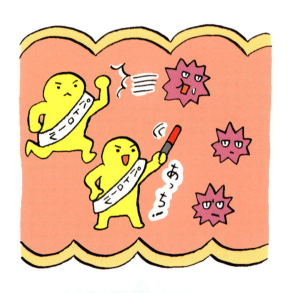

栄養素の吸収は小腸が、
悪い細菌をたおすのは
大腸が担当しているよ。

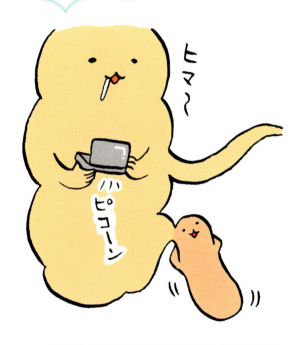

小腸は、膜に支えられてぶらさがっているおかげで、とっても自由だよ。

食べる・出す・流れるからだのしくみ

うんちがしたくなるのは、
肛門の奥にある「直腸」が
うんちに刺激されるからなんだ。

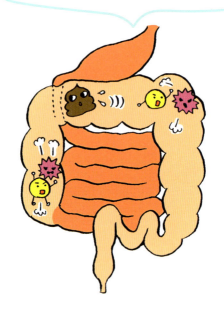

刺激によって、
「うんちがたまっている」という
情報を、脳に伝えてくれるんだ。

小腸・大腸のしくみとミニ知識

▶ からだに必要な物質のほとんどは、小腸のねんまくから吸収される。

▶ 小腸のねんまくはでこぼこしていて、すべて広げるとテニスコート（約200平方メートル）ほどの広さになる。

▶ 小腸の長さは6メートルほどで、大腸の長さは1.5メートルほど。大腸は小腸より短く太い。

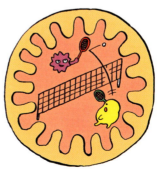

食べる・出す・流れるからだのしくみ

08 肺

肺は、生きるために必要な酸素をとりこむところだよ！

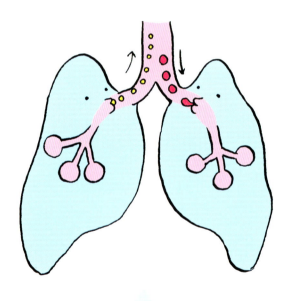

肺は酸素と二酸化炭素の交換をするんだ。

人の呼吸の仕方には、
2種類あるよ！

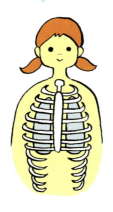 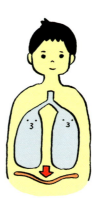

ひとつは「腹式呼吸」といって
筋肉を動かす呼吸法。
もうひとつは「胸式呼吸」といって、
肋骨のあいだを動かす呼吸法だよ。

男性は腹式呼吸、
女性は胸式呼吸が多いんだって。

食べる・出す・流れるからだのしくみ

ため息をつくと、肺に空気をたくさん取り込むことになり、からだにたっぷり酸素を届けられるようになるんだ。

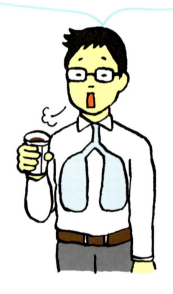

きんちょうして呼吸が浅くなると、ため息がでやすいんだって。

肺のしくみとミニ知識

▶ 酸素と二酸化炭素を交換する「肺胞」の数は、約3億個もある。

▶ 肺をすべて広げると、たたみ約45じょう分（70平方メートル）ほどの広さになる。

▶ タバコをすうと肺は黒く汚れてしまい、完全にきれいになることはない。

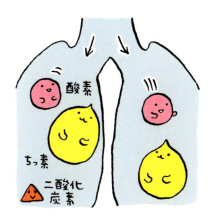

食べる・出す・流れるからだのしくみ

09　心臓

心臓は、全身に血液を送る
ポンプの役割をしているよ！

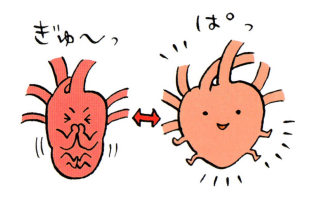

心臓は動き続けるために、
たくさんの栄養をとっているよ。
1日に10万回動いても疲れない
筋肉を持っているんだ。

心臓は
4つの部屋に分かれて
動いているんだって!

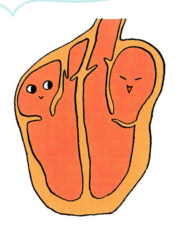

①「左心房」②「左心室」
…肺からきた酸素たっぷりの血液を
全身へ送るよ。

③「右心房」④「右心室」
…全身から戻ってきた血液を肺に送るよ。

食べる・出す・流れるからだのしくみ

心臓病の人で、心臓を動かす「ペースメーカー」という機械を、からだの中に入れている人もいるんだよ。

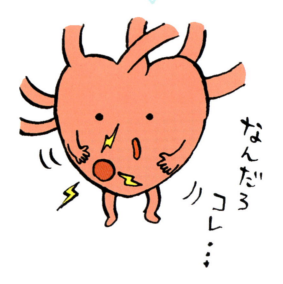

なんだろコレ…

「ペースメーカー」は、うまく動かない心臓がちゃんと動くように合図を送ってくれているんだ。

心臓のしくみとミニ知識

▶ 心臓の重さは約 250 グラム。大きさはおとなのにぎりこぶしくらい。

▶ 心臓は、心臓自身が、動く命令信号をだしているから、仮にからだから外されても、しばらくのあいだ動く。

▶ お医者さんが聴診器で心臓の音を聞くのは、心臓や血管の健康状態を調べるため。

食べる・出す・流れるからだのしくみ

10 血液

血液は、からだのすみずみまで栄養と酸素を送っているよ！

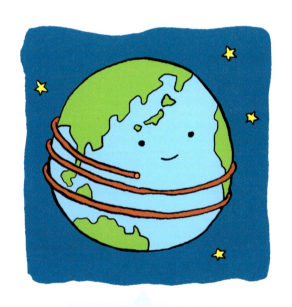

血液は、からだに必要なものだけでなく、二酸化炭素などの、からだに不必要なものも運んでいるんだ。

1番太い大動脈という血管は、
なんと10円玉の直径よりも
太いんだ。

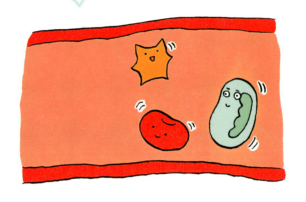

1番細い血管は、直径約1000分の
1ミリしかないので、人の目には見えないよ。

全身の血液を心臓へ送る
「静脈」に流れている血液の色は、
暗い赤色なんだけど、
外から見ると青く見えるよ。

食べる・出す・流れるからだのしくみ

血液の中には、からだを守ってくれる救急隊がいるよ！

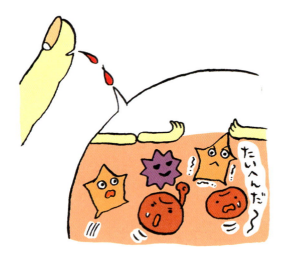

ケガをしたときなどは、血液の中にある「白血球」が、傷口から入ってくるばい菌をたおしてくれるよ。

血液のしくみとミニ知識

▶ 血液は骨の中にある「骨ずい」という場所でつくられている。

▶ 体中の血管は、からだの隅々までかよっていて、ぜんぶつなげると約10万キロメートルになり、地球1周の2倍半の長さになる。

▶ 血液が、全身をひとめぐりする時間は、約1分間。

考える・感じるからだのしくみ

考える・感じる からだのしくみ

11 脳
脳はからだ全体をコントロールしているところだよ！
P48〜51

12 神経
神経は全身の連絡を取り合うネットワークだよ！
P52〜55

13 目
目はカメラのようなはたらきをしているよ！
P56〜59

14 鼻
鼻はにおいを感じたり呼吸をするはたらきをするよ！
P60〜63

15 耳
耳は音を聞き分けたり、からだのバランスをとったりするよ！
P64〜67

16 舌
舌は食べものを食べたり、ことばを話すサポートをするよ！
P68〜71

17 皮ふ
皮ふは刺激や衝撃からからだの中を守るよ！
P72〜75

18 毛
毛はからだの大切な部分を守るはたらきをするよ！
P76〜79

19 汗
汗は体温が上がったときに下げるはたらきをするよ！
P80〜83

20 骨
骨はからだを支えたり内臓を守るはたらきをするよ！
P84〜87

第2章では、からだ全体に情報を伝える働きについて解説するよ。考えたり感じたりするには、からだのどんな場所が使われているんだろう？

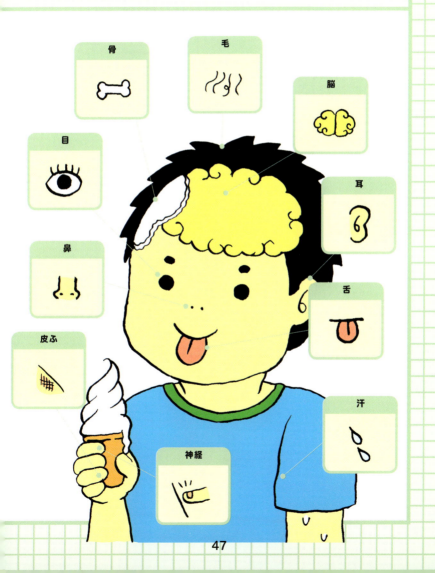

考える・感じるからだのしくみ

11　脳

脳は、からだ全体をコントロールしている、とても大切なところだよ！

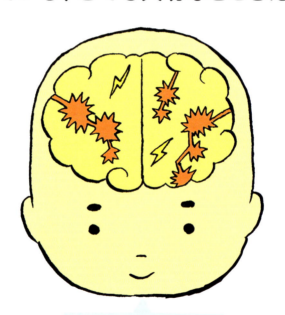

脳には電気が流れていて、それは「脳波」で確認できるよ！この電気信号のおかげで、脳はいろいろ考えられるよ。

本当はまっすぐなものが、曲がって見えたりするのは、かんちがいした脳が錯覚を起こしたせいだよ！

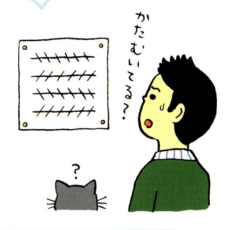

まっすぐな線が曲がって見えたり、動いていない絵が動いて見えることを「さく視」っていうんだ。

これは、脳が見え方を調整してしまうことによって起こるんだ。

考える・感じるからだのしくみ

脳は、脳神経細胞を たくさんつめ込むために、しわだらけなんだ。

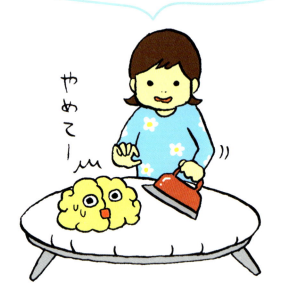

大脳は左右に分かれ、右脳は絵をかいたり音楽を聴いたりすること、左脳は会話や計算が得意。

脳のしくみとミニ知識

▶ 脳は大脳・中脳・小脳・脳かんに大きく分けられ、それぞれに役割がある。

▶ からだは「成長ホルモン」のおかげで成長する。

▶ 成長ホルモンは、眠っているときにたくさん出るから、きちんと睡眠をとることも大事。

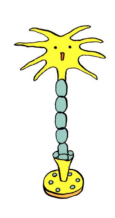

考える・感じるからだのしくみ

12 神経

神経とは、全身の連絡を取り合うネットワークのことなんだ！

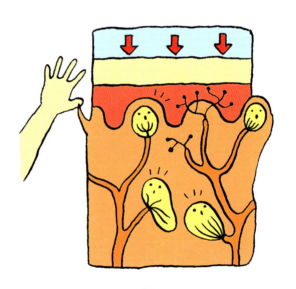

神経には、「温覚」「冷覚」「触覚」「圧覚」「痛覚」という5つのセンサーがはたらいているよ。

じつは運動神経って運動が得意な人もそうでない人も、太さや数はみんな変わらないんだって。

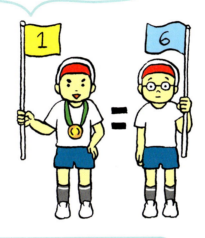

中すう神経は、脳とせきずいからできていて、全身に指令を送ったり、全身の情報を集めるはたらきがあるよ。

まっしょう神経は、中すう神経とからだの各器官を結んで、情報の伝達を行っているんだ。

考える・感じるからだのしくみ

自律神経は、
誰にも命令されなくても
自分で考えて行動するよ！

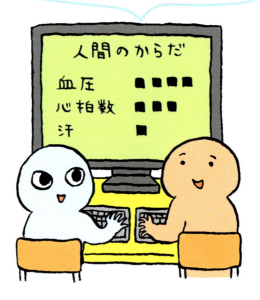

自律神経は、
血圧や心拍数、汗の量などを
コントロールしてくれるんだ。

神経のしくみとミニ知識

▶ 手術をするときに痛くないのは「ますい」で神経のはたらきを弱めているから。

▶ 人が危険を感じたときは、脳よりも先に「せきずい神経」が命令を出してすばやく反応する。

▶ 体内に細かく張りめぐらされている、神経を全部つなげると、数十万キロメートルになる。

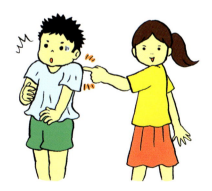

考える・感じるからだのしくみ

13 目

目は水晶体と網膜とでカメラのようなはたらきをしているんだ！

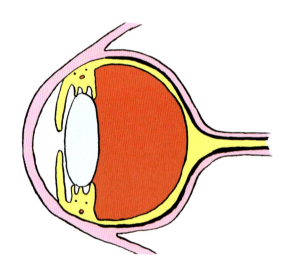

目は、網膜に写ったものを、脳に情報として送っているよ。
「見ている」と感じるためには光が重要な役割をはたすんだ。

人には、見えない「もう点」
という範囲があるよ！

もう点の見つけ方
①右手で目をかくし、女の子の絵を
20センチくらいはなして左目で見る。

②顔に本を近づけたり、遠ざけたり、
上下左右に動かす。
③左のリンゴが見えなくなる場所があるよ！
そこがもう点！

考える・感じるからだのしくみ

人がうまれてはじめて
見える色は赤色らしいよ。

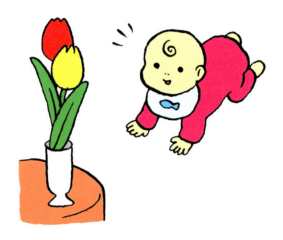

目の色は虹彩によって
決まるから、茶色や黒色、
青色や灰色、いろいろな色があるよ。

目のしくみとミニ知識

▶ 目の表面にも血液が流れていて、酸素や栄養素を運んでいる。

▶ 目にもきき目がある。

▶ 目が2つあるのは、ものをより立体的にとらえたり、遠近感をつかむため。

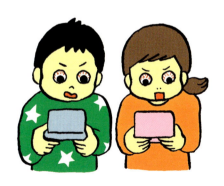

考える・感じるからだのしくみ

14 鼻

鼻は、においを感じたり、
呼吸をするはたらきをしているよ！

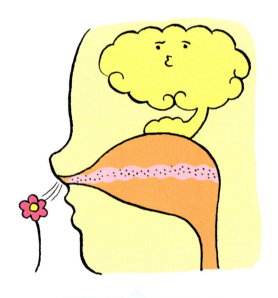

空気中のゴミやウイルスが
からだに入るのを防いだり、
からだに入ってくる空気の
湿度や温度を調節するよ！

鼻毛は「よごれセンサー」の役割があって、空気がよごれているほど伸びるんだって!

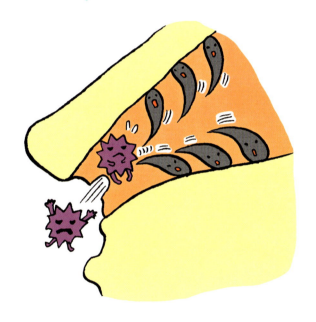

においを感じる力は、
危険な食べものをかぎわけるうえで
必要なので、人にとってとても大切なんだ。

考える・感じるからだのしくみ

鼻くそは、
鼻水にゴミやほこりが
からまってできている。

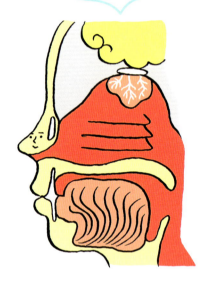

鼻がつまるのは、
ねんまくに炎症がおきるから。

鼻のしくみとミニ知識

▶ においを感じる細胞は約500万個あり、ここでにおい物質をキャッチしている。

▶ 鼻がつまったとき、鼻の中ではねんまくがはれ上がったり、鼻水がたまって空気が通りにくくなったりしている。

▶ ずっと同じにおいをかぎつづけていると、脳が気にしないように命令をして、そのにおいに鈍感になるらしい。

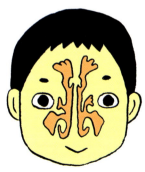

考える・感じるからだのしくみ

15　耳

耳は音を聞き分けたり、からだのバランスをとるはたらきをしているよ！

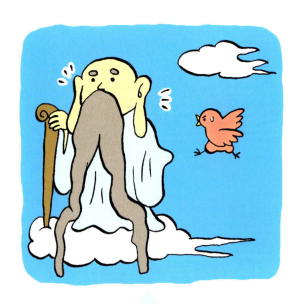

バランスをとるのは
耳の奥にある
三半規管なんだ。

耳の中には音を感じる
「かぎゅう」という器官があって、
かたつむりと似た形をしているよ。

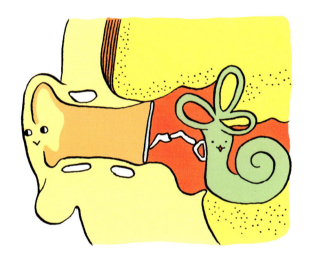

あごの動きに合わせて耳の皮ふも
いっしょに動いていて、耳あかを
少しずつ外に押し出すんだって。

考える・感じるからだのしくみ

おじいさんたちのそばで
ひそひそ話をすると、
聞こえていることがあるよ

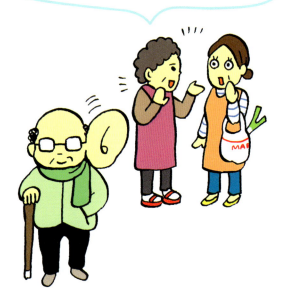

年をとると高い音よりも
低い音のほうがよく聞こえるんだ。

耳のしくみとミニ知識

▶ からだの中で1番温度が低いのは耳たぶ。

▶ 耳の骨はあごの骨の一部から分かれてできたもの。

▶ 耳が2つあるのは、右と左のバランスで、どこから音がしているのか、方向を判断するため。

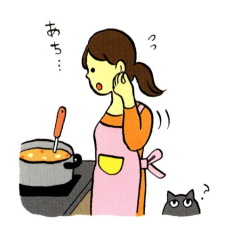

考える・感じるからだのしくみ

16　舌

舌は、食べるときや、話すときの
サポートをしてくれるところだよ！

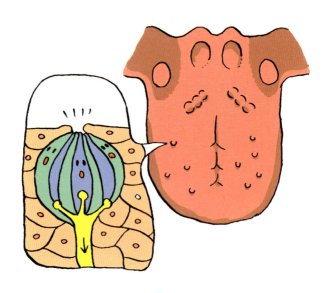

舌には、
味覚を感じる器官（味らい）が
そなわっているよ。

味を判断する脳が
しっかり発達すると、
苦いコーヒーもおいしく
感じられるようになるよ。

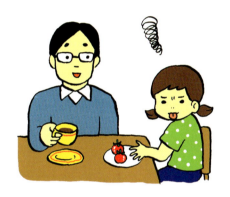

実は、舌だけで味を
感じているわけではないんだ。

見た目や音、におい、歯ざわりなどを
いっしょに感じているから、
おいしさがわかるんだ。

考える・感じるからだのしくみ

お医者さんが舌を見るのは、舌にも健康のサインがあらわれているからなんだ。

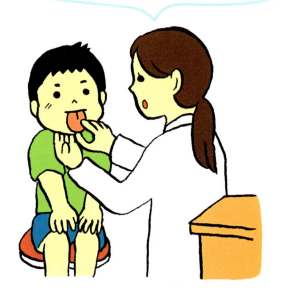

お医者さんは、舌からわかる情報をもとに、くわしく診察しているよ。

舌のしくみとミニ知識

▶ 舌は筋肉のかたまりで自由に動かせる。

▶ 舌が感じる味は、「基本味」と呼ばれる、甘味、塩味、酸味、苦味、旨味の5つ。

▶ 病気になると、舌にカビが生えてしまうこともある。

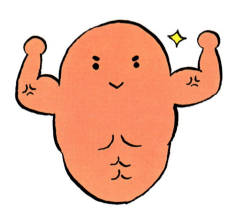

考える・感じるからだのしくみ

17　皮ふ

皮ふは、外からのさまざまな刺激や衝撃から、からだの中を守るよ！

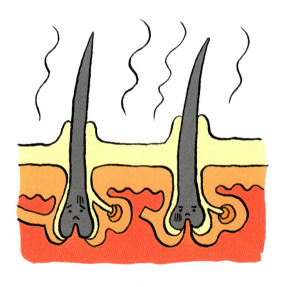

皮ふには、5つのセンサー（「温覚」「冷覚」「痛覚」「触覚」「圧覚」）があるんだよ。

5つのセンサーは大きく
2つに分けられるんだ。

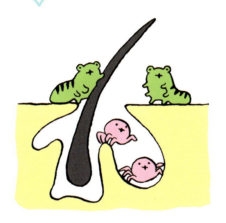

「触圧覚」…ものの手ざわりや
押されたときに感じるものだよ。

「温痛覚」…痛い、冷たい、あたたかい、
熱いということを感じるものだよ。

考える・感じるからだのしくみ

長い時間お風呂に入ると1番ふやけるのは指だよ。

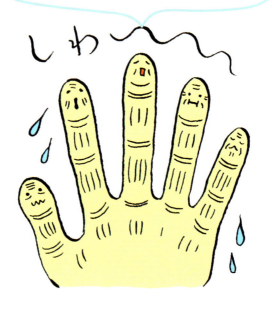

皮ふは体重の6〜8％で、その面積はおとなの場合たたみ1じょう分。

皮ふのしくみとミニ知識

▶ 体重70キログラムの人の皮ふは、4〜6キログラムにもなる。

▶ とりはだが立つのは、からだがきんちょうしたり、熱をにがさないようにしようとする反射のひとつ。

▶ だれの顔の皮ふにも、顔ダニという虫が住んでいる。

考える・感じるからだのしくみ

18 毛

毛は、からだの大切な部分を守るはたらきをしているよ！

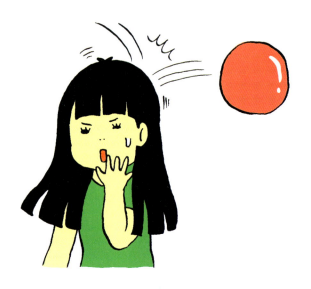

毛は、暑さや寒さ、けがなどから
からだを守るんだ。
まゆげやまつげは、つよい光や
ゴミが目に入るのを防ぐよ。

インドの人で4m以上もひげを
のばした人がいたんだって！

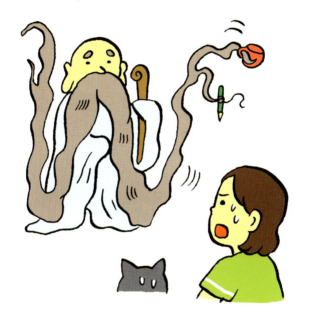

毛は手のひらや足のうらをのぞいて、
からだ中に50万〜100万本くらい
生えているんだ。

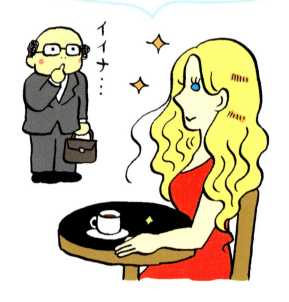

毛のしくみとミニ知識

▶ 髪の毛の寿命は、男性が 3 ～ 5 年、女性が 4 ～ 6 年。

▶ 髪の毛の量は、黒髪の人が約 10 万本、金髪の人が約 14 万 6 千本、赤毛の人が約 8 万本。

▶ 髪の毛 1 本でせっけん 1 個分くらいをつり下げられるから、ひとりの髪の毛で軽自動車 10 台を支えることができる。

考える・感じるからだのしくみ

19 汗

汗は、体温が上がったときに
下げてくれるはたらきをしているよ！

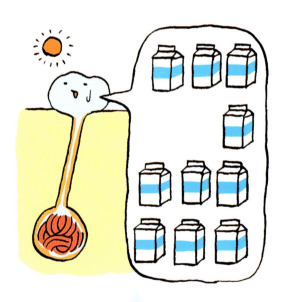

真夏の暑い日には1日の汗の量が、5〜10リットル（牛乳パック10本分！）になることもあるよ。

特に運動をしていなくても、1日600ミリリットル程度の汗が出ているよ。

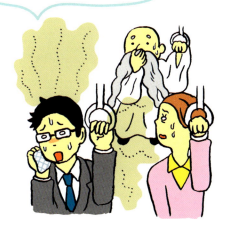

眠っているあいだもコップ1杯くらいの汗が出ているんだって！

寝汗がひどいときは、病気の可能性もあるから注意が必要だよ。

考える・感じるからだのしくみ

暑いときと、
きんちょうしているときでは
汗をつくる場所が変わるよ！

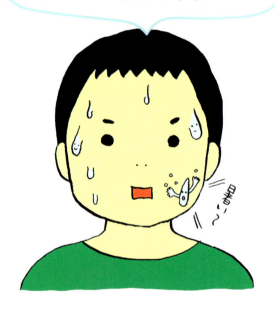

⚠️ 汗の成分のほとんどは水分だよ！

汗のしくみとミニ知識

▶ 汗は皮ふの表面の「汗腺」という小さな穴から出てくる。

▶ 出たばかりの汗はにおわない。

▶ 汗のイヤなにおいは、汗そのものではなく、汗や皮ふの汚れをエサにした細菌がつくり出した物質のせい。

考える・感じるからだのしくみ

20 骨

骨は、からだを支えたり、
守ったりするはたらきがあるよ！

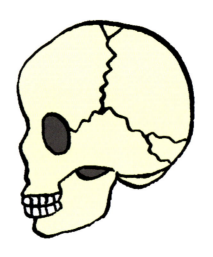

骨には、
カルシウムなどのミネラルを
ためておくはたらきもあるんだ。

ちゃんと
カルシウムをとらないと
骨がもろくなるよ。

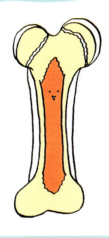

骨のおもな成分は
コラーゲン、カルシウム、リンだよ。

骨は、おとなで体重の
15〜20％にもなるよ。

考える・感じるからだのしくみ

> おしりの終わりあたりにある骨は、昔しっぽがあったあとらしい。

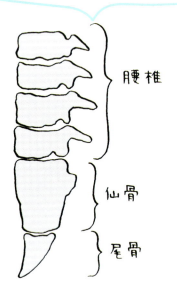

⚠️ 骨の成長には、重力による刺激が必要だよ。

骨のしくみとミニ知識

▶ 人のからだの中にあるカルシウムの 99％は、骨に集まっている。

▶ おとなの骨の数は、約 206 個。赤ちゃんのころは 350 個以上もある。

▶ 宇宙だと骨がもろくなることがある。

動かす・守るからだのしくみ

動かす・守る からだのしくみ

21 筋肉
筋肉はからだのさまざまな器官を動かすよ！

P90〜93

26 声・のど
のどには声をつくる役割があるよ！

P110〜113

22 おしり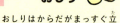
おしりはからだがまっすぐ立てるように手伝うよ！

P94〜97

27 くしゃみ・あくび
くしゃみやあくびは、からだを守ったり回復させるよ！

P114〜117

23 生殖器
生殖器は私たちの子孫を生み出すための器官だよ！

P98〜101

28 手・足
手・足は、ものをつかんだり歩いたりするときに支えてくれるよ。

P118〜121

24 おっぱい
おっぱいには母乳を出す役割があるよ！

P102〜105

29 つめ
つめは指先を守ったり、力を入れるときの支えになるよ！

P122〜125

25 なみだ
なみだはかんそうやばい菌から目を守るよ！

P106〜109

第3章では、どのようにしてからだが動いているのか、どのようにして細菌やウイルスから守られているかといったしくみについて解説するよ。

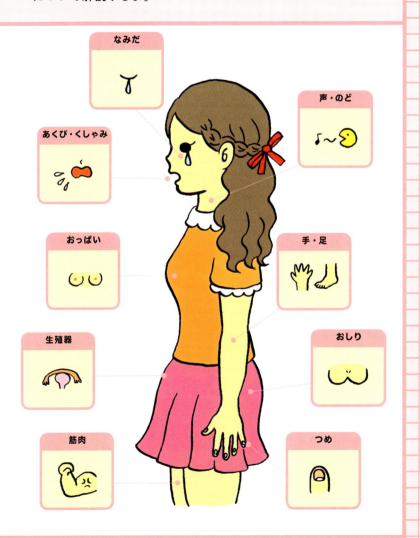

動かす・守るからだのしくみ

21 筋肉

筋肉は、からだのさまざまな器官を動かすはたらきがあるよ！

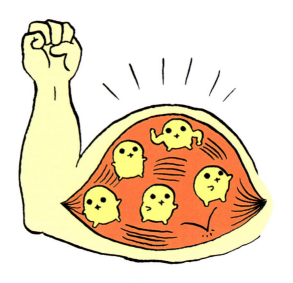

全身の皮ふの内側には筋肉がついていて、骨をひっぱってからだを動かしてくれているんだ。

筋肉には自分の意思では
動かせないものがあるよ。

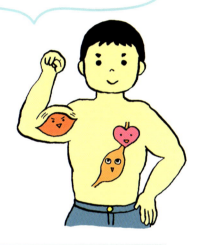

手や足など、自分の意思で
動かせる筋肉もあるよ。

心臓や胃は自分の意思で動かせない筋肉だよ。

動かす・守るからだのしくみ

筋肉痛になる理由は、じつはよくわかっていないんだって！

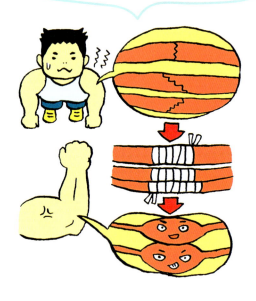

運動すると筋肉が疲れて傷つくけど、回復して力強い筋肉に成長するよ！

筋肉のしくみとミニ知識

▶ 筋肉の重さは、おとなの男の人で体重の約40％、女の人で約30％。

▶ 人のエネルギーのもとになる「ブドウ糖」は、筋肉にためられる。

▶ 筋肉は名前のついているものだけで200種類、400個以上ある。

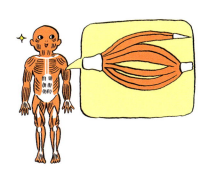

動かす・守るからだのしくみ

22　おしり

おしりは、からだがまっすぐ
立てるように手伝っているよ！

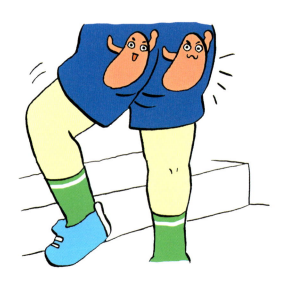

太ももを支えて
足を後ろにのばしたり
ちぢめたりするよ。

おしりは、脂肪組織が
クッションの役割をしているから、
やわらかいんだ。

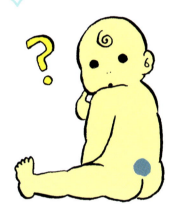

赤ちゃんのおしりには
青いあざがあるんだって！

青いあざはお母さんのお腹の中で
皮ふができたあとなんだよ。

動かす・守るからだのしくみ

女の人は赤ちゃんを産むために、男の人よりおしりが大きいよ。

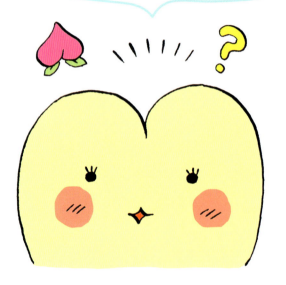

おしりは左右の筋肉が盛り上がっているから、割れて見えているだけなんだ！

おしりのしくみとミニ知識

▶ おしりには「大でん筋」や「中でん筋」といった大きな筋肉のかたまりがある。

▶ 人が２本の足で立てるのは、おしりのはたらきのおかげ。

▶ サルも２本足で立てるけれど、おしりの筋肉が人ほど発達していないため、前かがみになってしまう。

動かす・守るからだのしくみ

23 生殖器

生殖器には、私たちの子孫を生み出すためのはたらきがあるよ！

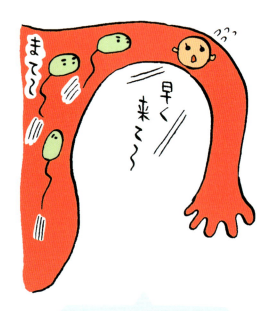

男の人の「精巣」でつくられる「精子」と、女の人の「卵巣」でつくられる「卵子」が出会うと、赤ちゃんへと育つよ。

「精子」は暑さに弱いから、
精子をつくる精巣は、
からだの外にあるよ。

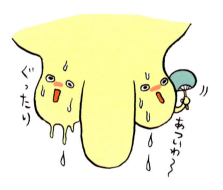

男の人のいんのうは、
温度でのびちぢみするよ。

女の人の生殖器は、
からだの中にあるよ。

動かす・守るからだのしくみ

男の人の精子の形は、おたまじゃくしの形に似ているんだって。

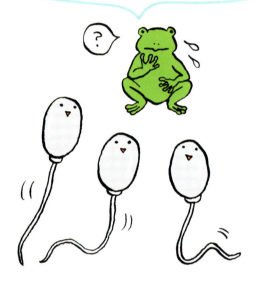

男の人の精子をつくるのにちょうどよい温度は、35度くらいだよ。

生殖器のしくみとミニ知識

▶ 精子が出てくるのは、おしっこと同じ出口。

▶ 女の人には、月に1度くらいの頻度で、子宮内膜がはがれて出てくる「月経」というものがある。

▶ 赤ちゃんは、お母さんの子宮の中で10ヶ月間育ってから産まれてくる。

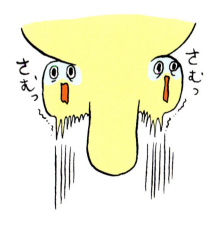

動かす・守るからだのしくみ

24 おっぱい

おっぱいには、赤ちゃんを成長させる母乳を出す役割があるよ！

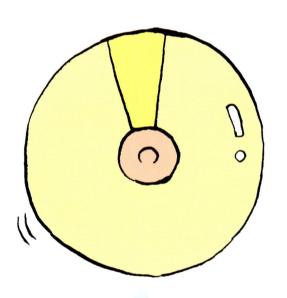

母乳は、血液から取り出した栄養素がもとになってできているよ。

おっぱいから出る母乳は、赤ちゃんに必要なたんぱく質やビタミンといった栄養素がぜんぶ入っていて、栄養満点だよ。

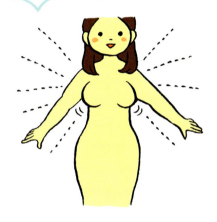

母乳は、脳の「下すい体」という場所からの命令でつくられるんだって！

おとなの女の人のおっぱいには、「乳腺」という組織があって、これが発達すると、おっぱいが大きくなるんだ。

動かす・守るからだのしくみ

赤ちゃんを産んでから
2〜5日くらいたってから
母乳がよく出るようになるよ。

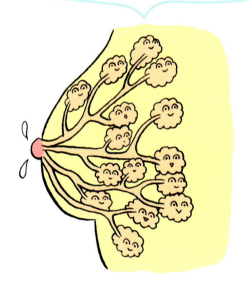

母乳も乳腺で
つくられているよ。

おっぱいのしくみとミニ知識

▶ 赤ちゃんが1日に必要とする分の母乳をつくるには、おとなの食事1回分（500キロカロリー）くらいのエネルギーが必要。

▶ おっぱいの9割は脂肪。

▶ 女の子は10歳くらいから、おっぱいが大きくなりはじめる。

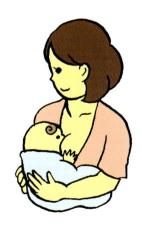

動かす・守るからだのしくみ

25　なみだ

なみだは、ほこりを洗い流し、
ばい菌をやっつけてくれるよ！

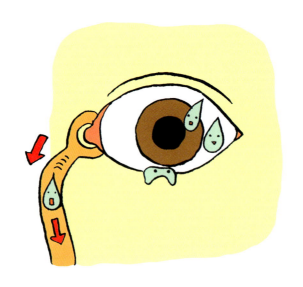

まばたきをするのは、
目の表面になみだを
広げるためなんだ。

泣いていなくても、なみだはいつでも出ているんだって！

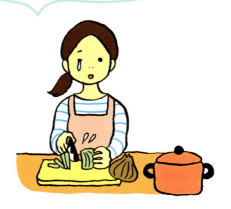

なみだを入れるふくろ「涙のう」に入りきらないなみだは、おさまりきらずにあふれ出るよ。

切ったタマネギで泣いてしまうのは、なみだが出る線を刺激する物質のせいなんだ！

動かす・守るからだのしくみ

目を守るなみだと、かなしいときのなみだは成分がすこしちがうらしいよ。

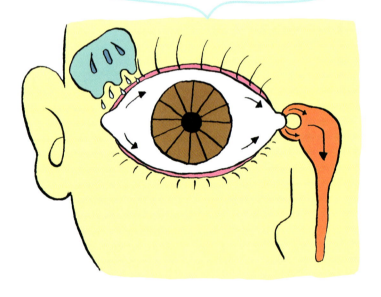

それぞれのなみだは、味も少しちがうかも。

なみだのしくみとミニ知識

▶ ゴミが入ったときに目を閉じてしまうのは、なみだを広げてゴミを流そうとするため。

▶ なみだは、おとなで1日に0.6〜1ミリリットルほどつくられる。

▶ かなしくてなみだを出すのは、人間だけ。

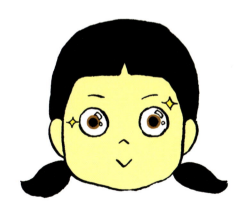

動かす・守るからだのしくみ

26　声・のど

のどには、声をつくり、空気や食べものを通過させる役割があるよ！

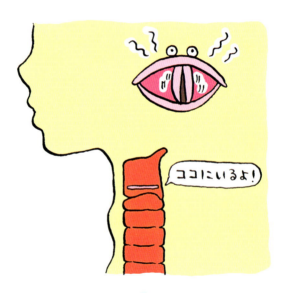

声は、「声帯」をふるわせて出しているよ。
声帯が引っ張られると高い声が、ゆるむと低い声が出るよ。

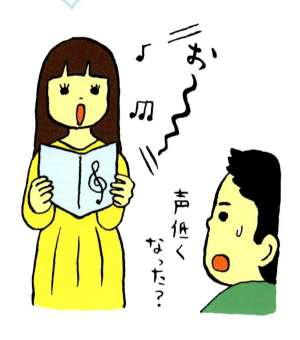

動かす・守るからだのしくみ

いびきは、
のどのまわりの筋肉がゆるんで
空気のとおり道がせまくなると
起こるんだ。

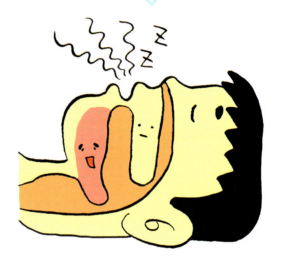

！ せまいところを
空気がとおるから、
「ぐーぐー」と聞こえるよ！

声・のどのしくみとミニ知識

▶ のどはねんまくにおおわれていて、ウイルスや、ばい菌が増えるのをふせいでいる。

▶ 声帯の長さは、男の人で20ミリくらい、女の人で16ミリくらい。

▶ 大声を出しすぎると、のどに「ポリープ」というこぶができてしまうから注意が必要。

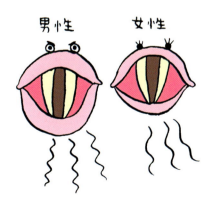

動かす・守るからだのしくみ

27 くしゃみ・あくび

くしゃみは、異物を外に追い出し
あくびは、脳を覚ましてくれるよ！

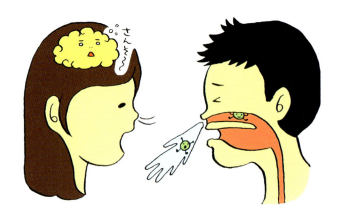

くしゃみをしたりしなかったりは、
自分で決めることのできない
「不随意運動」というもので
起きるんだ。

赤ちゃんは
お母さんのおなかの中に
いるときから、
あくびをしているんだって！

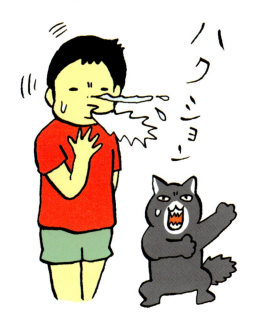

かぜをひいたときは、
ウイルスによって鼻のねんまくが
過敏になっているから、
くしゃみが出るんだ。

動かす・守るからだのしくみ

日本人は「ハクション!」と くしゃみを表現するけど、国によってこの音は変わるよ!

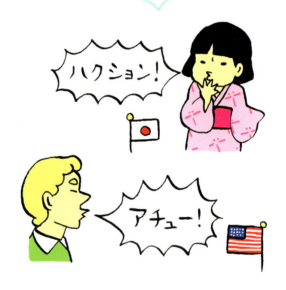

アメリカでは「アチュー!」
イタリアでは「エチー!」
ロシアでは「アプチキー!」
という音で表現されるんだ。

くしゃみ・あくびのしくみとミニ知識

▶ くしゃみが口から出た瞬間の速さは時速300キロメートル以上もあって、新幹線よりも速い。

▶ くしゃみは、がまんしないほうがいい。なかにはがまんしすぎて、のどを痛めてしまった人がいたらしい。

▶ あくびをしてなみだが出るのは、なみだをためている涙のうが強くおしつけられるため。

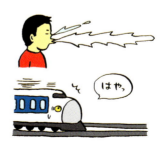

動かす・守るからだのしくみ

28 手・足

手を動かしてものをつかんだり、
足を動かして歩いたりできるよ。

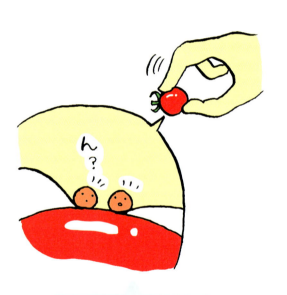

手と足は、
日常生活を送る上で、
大切なものだよ！

手相は、手を毎日使うことで
筋肉が発達して、
少しずつ変わるよ！

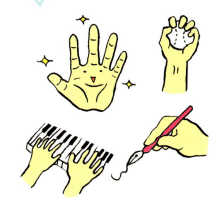

指でものをさわったときに
手ざわりを感じることができるのは、
指先に触覚がたくさんあるからだよ。

足の裏のへこんだところは「土ふまず」といって、
からだのバランスをとったり地面の衝撃から
脳や足を守るはたらきをしてくれているよ。

動かす・守るからだのしくみ

腕を動かさずには指は動かせないんだって！

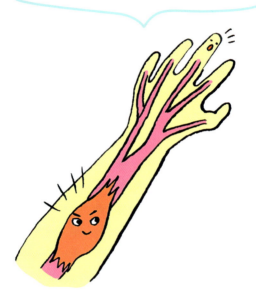

これは、指を動かす筋肉は腕の中にあるからなんだって！

手・足のしくみとミニ知識

▶ 手の親指はほかの4本と向きがちがい、ものをつかみやすくなっている。

▶ 足の親指は、ほかの指と同じ方向を向いていて歩きやすくなっている。

▶ 人間全体の約10%が左利きだといわれている。

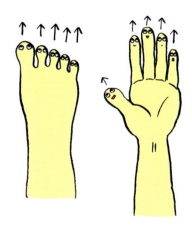

動かす・守るからだのしくみ

29　つめ

つめは、ものをつかむときや
指に力を入れるときの支えになるよ！

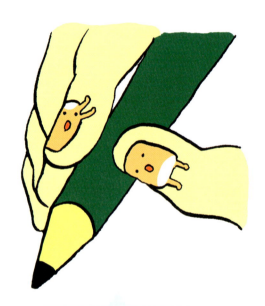

つめは、
細胞がかたくなって
できたもので、
指先を守る役割もある。

つめがなければ
手に力が入らないんだって！

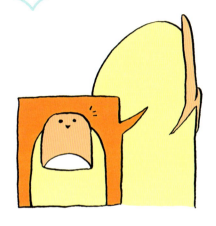

もし手のつめがなくなってしまうと
ものをつかみにくく、
足のつめがなければ
立つことも座ることも難しくなるよ。

もちろん、
かゆいところをかいたり、
シールをはがしたりもできないよね！

動かす・守るからだのしくみ

つめがのびる早さは、それぞれのつめによってちがうよ！

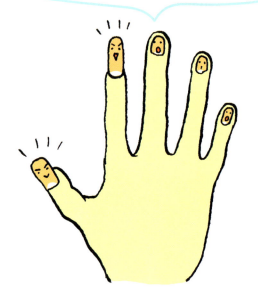

手の指で1番早くのびるのは、親指や人差し指。
1番おそいのは小指だよ。

つめのしくみとミニ知識

▶ つめは、表面の「そうこう」とその下の「そうしょう」からできている。

▶ つめには病気のサインを知らせるはたらきもある。

▶ つめが1日にのびる長さは0.1ミリ〜0.2ミリほど。

おわりに

この本を手にとってくださったみなさん、
ありがとうございます。

人間のからだってとっても不思議で、
とっても複雑で、なんでもないことのように
行っているわたしたちの日々の動作でも、
いろいろなしくみがはたらいています。

また、まだまだわかっていないことが
たくさんあって、この本に書ききれない
しくみや不思議がいっぱいあります。

手にとってくださったみなさんにとって、
この本がそんなしくみや不思議を知る
きっかけになってくれるよう、願っています。

中山智央

参考にした本

※順不同

『小学館の図鑑ＮＥＯ 人間・いのちの歴史』松村讓兒、唐澤眞弓監修（小学館）
『やさしくわかる子どものための医学 人体のふしぎな話365』坂井建雄監修（ナツメ社）
『なぜ？の図鑑 からだ』阿部和厚監修（学研プラス）
『図解からだのしくみ大全―健康・病気予防に役立つ人体の構造とはたらき』伊藤善也監修（永岡書店）
『人体について知っておくべき100のこと：インフォグラフィックスで学ぶ楽しいサイエンス』竹内薫訳・監修（小学館）
『はじめてのなぜなにふしぎえほん』てづかあけみ え・ぶん、日本科学未来館監修（パイインターナショナル）
『プロが教える 筋肉のしくみ・はたらきパーフェクト事典』荒川裕志著、石井直方監修（ナツメ社）
『面白くて眠れなくなる解剖学』坂井建雄著（ＰＨＰ研究所）
『うんちとおしっこの１００不思議』山本文彦・貝沼関志編著、左巻健男監修（東京書籍）
『図解でわかる からだの仕組みと働きの謎 おもしろくてためになる人体の基礎知識』竹内修二著（ＳＢクリエイティブ）
『カラダを大切にしたくなる人体図鑑 知っておきたい96のしくみとはたらき』竹内修二著（ＳＢクリエイティブ）

［監修者］
中山智央
1972年生まれ。医師。日本神経学会、日本内科学会に所属。
国立大学法人旭川医科大学医学部医学科卒。卒業後は札幌徳洲会病院、札幌山の上病院にて研修。
現在、札幌西円山病院 神経内科総合医療センターに勤務している。

［イラストレーター］
伊藤ハムスター
多摩美術大学油絵科卒。思わずニヤリ、ときにくすり、と顔がほころぶイラストをこころがけている。著書は『うますぎ！東京カレー』（案内人：小野員裕／KADOKAWA メディアファクトリー）など。
HP: http://ito-hamster.com/

視覚障害その他の理由で活字のままでこの本を利用出来ない人のために、営利を目的とする場合を除き「録音図書」「点字図書」「拡大図書」等の製作をすることを認めます。その際は著作権者、または、出版社までご連絡ください。

じつはと～ってもへんな人のからだ

2018年4月7日　初版発行

監修者　中山智央
発行者　野村直克
発行所　総合法令出版株式会社
　　　　〒103-0001 東京都中央区日本橋小伝馬町15-18
　　　　　　　　　ユニゾ小伝馬町ビル9階
　　　　　　　　　電話　03-5623-5121
印刷・製本　中央精版印刷株式会社

落丁・乱丁本はお取替えいたします。
©SOGO HOREI PUBLISHING 2018 Printed in Japan
ISBN 978-4-86280-601-7
総合法令出版ホームページ　http://www.horei.com/